QUÉ PASA CUANDO
un niño
tiene cáncer

Escrito e ilustrado por
SARA OLSHER

UNTANGLE BOOKS

¡Hola, mi nombre es Mia!

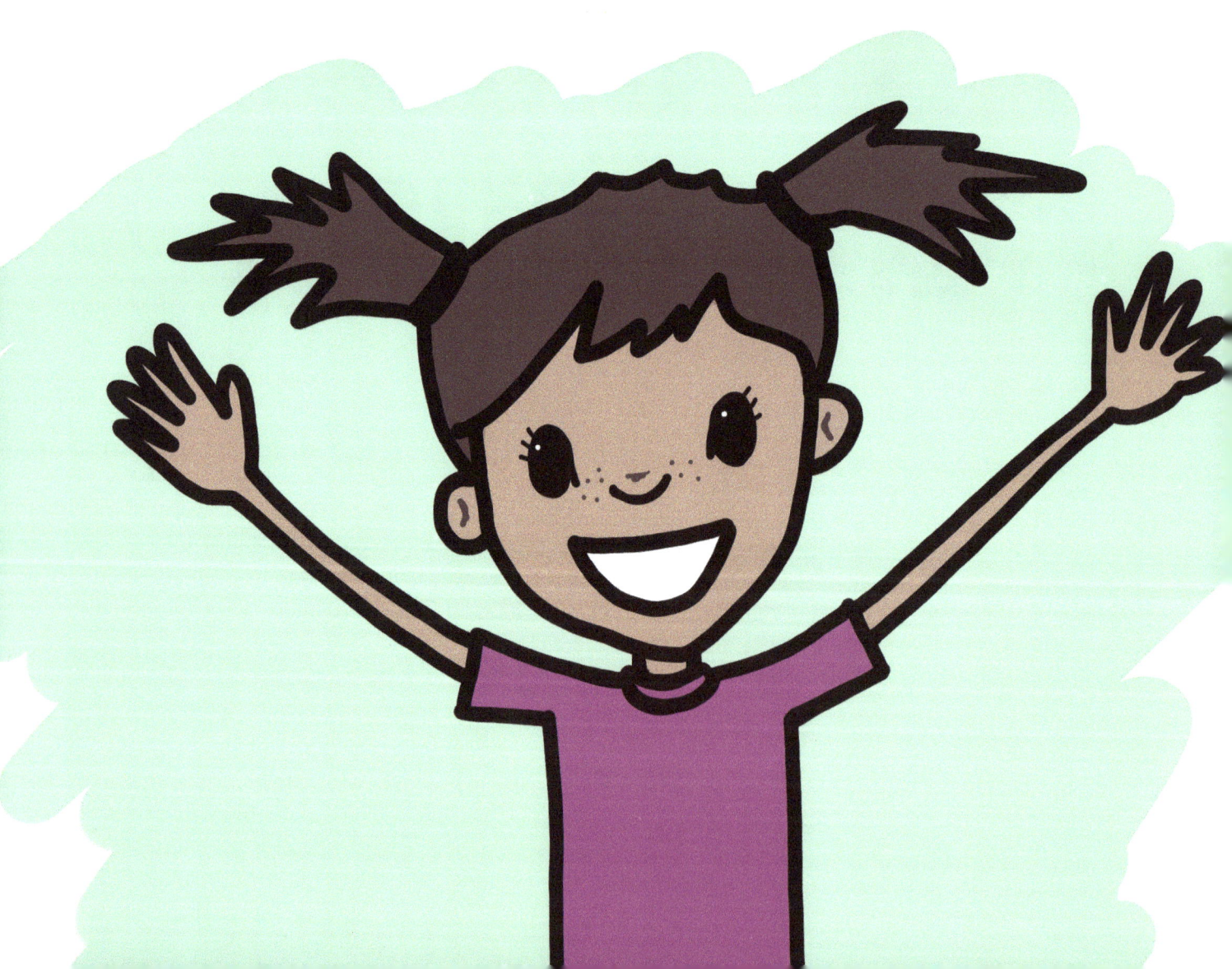

Y este es Stuart.
Stuart se siente bien cuando él sabe qué
es lo que va a pasar cada día.

(En realidad, **todos** nos sentimos bien cuando
sabemos qué va a pasar - ¡incluso los adultos!)

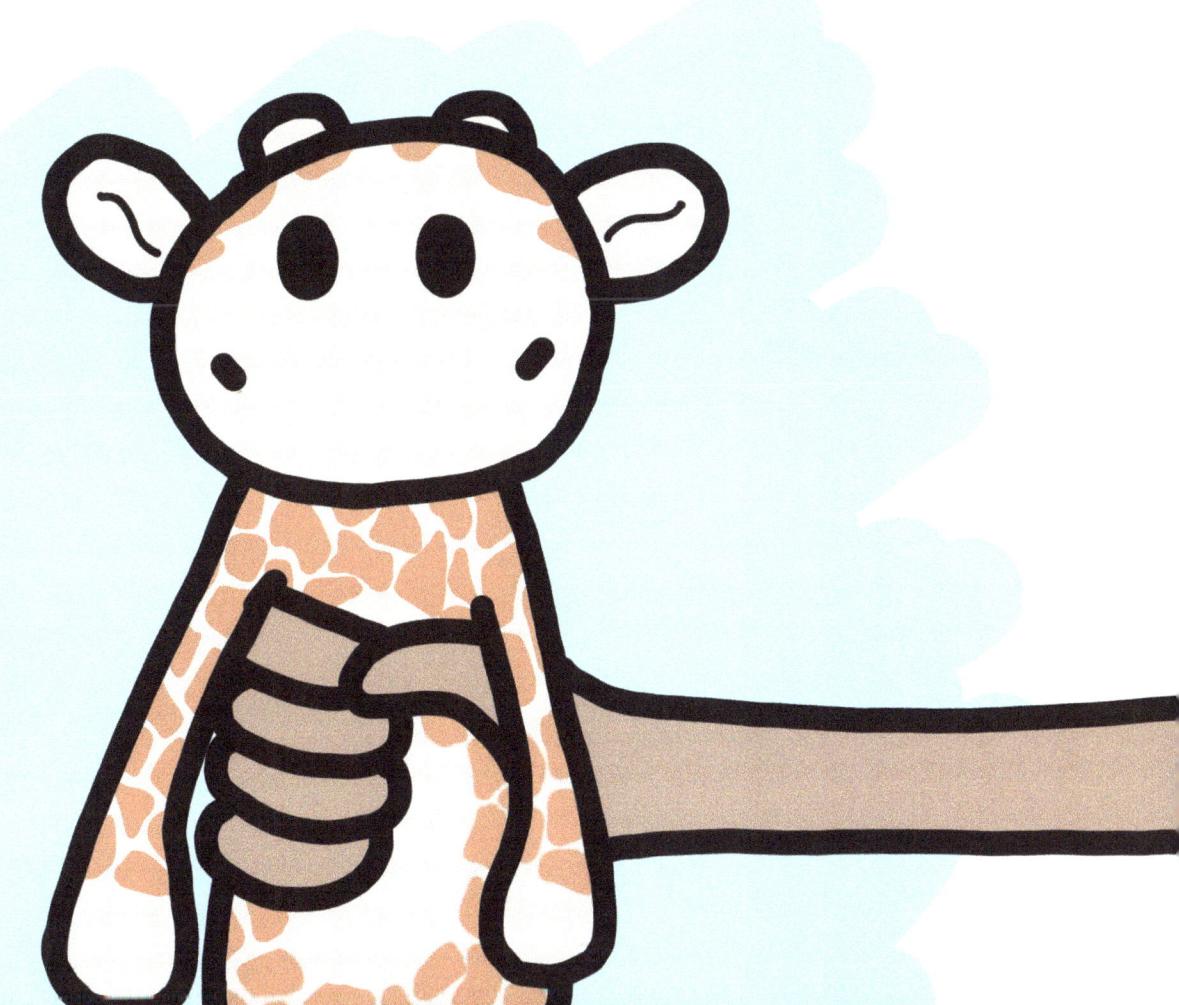

Muchas veces hacemos las mismas cosas en las mañanas. Nos despertamos.

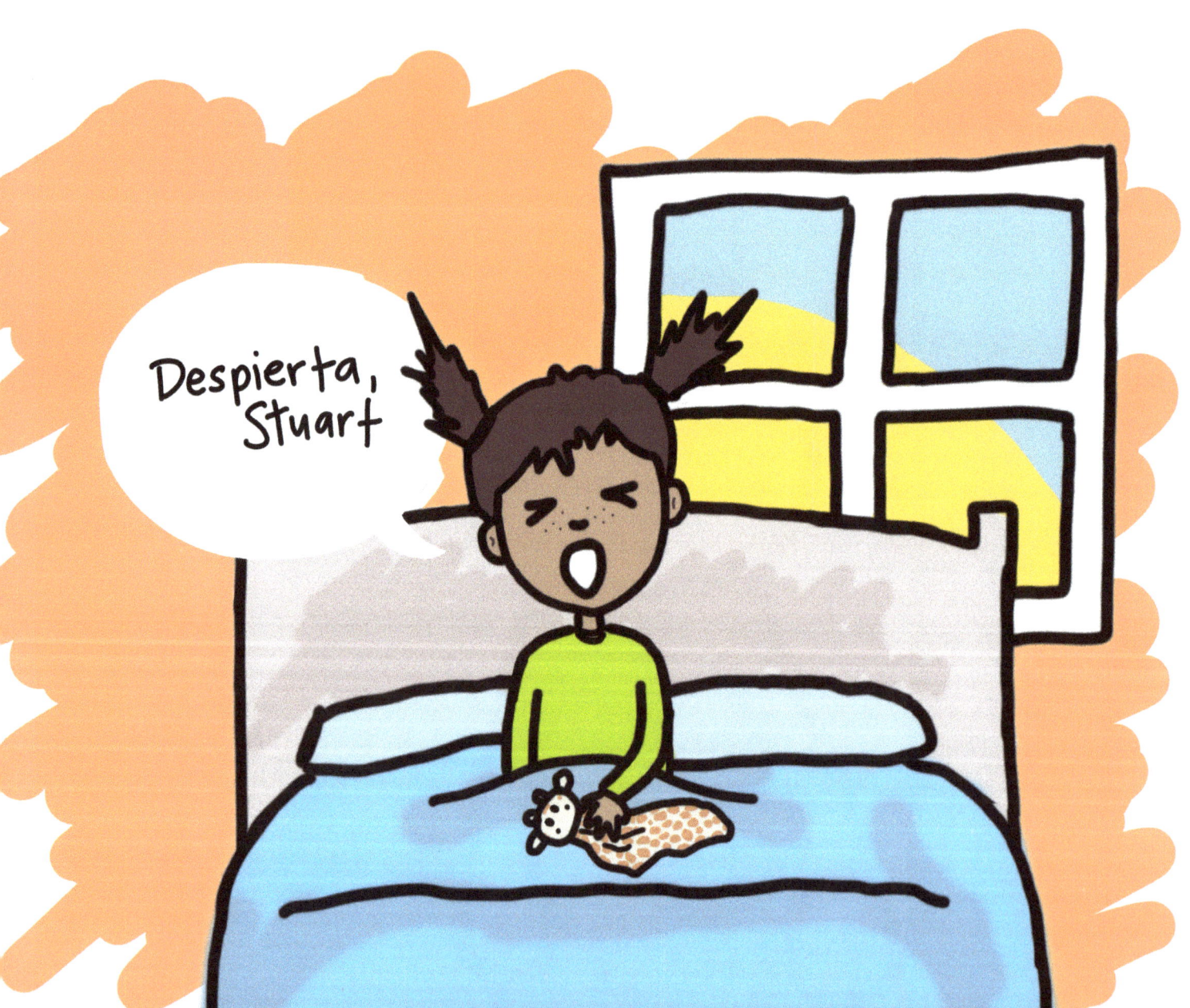

Desayunamos.
(A mi me gusta las manzanas.
Stuart solo come insectos.)

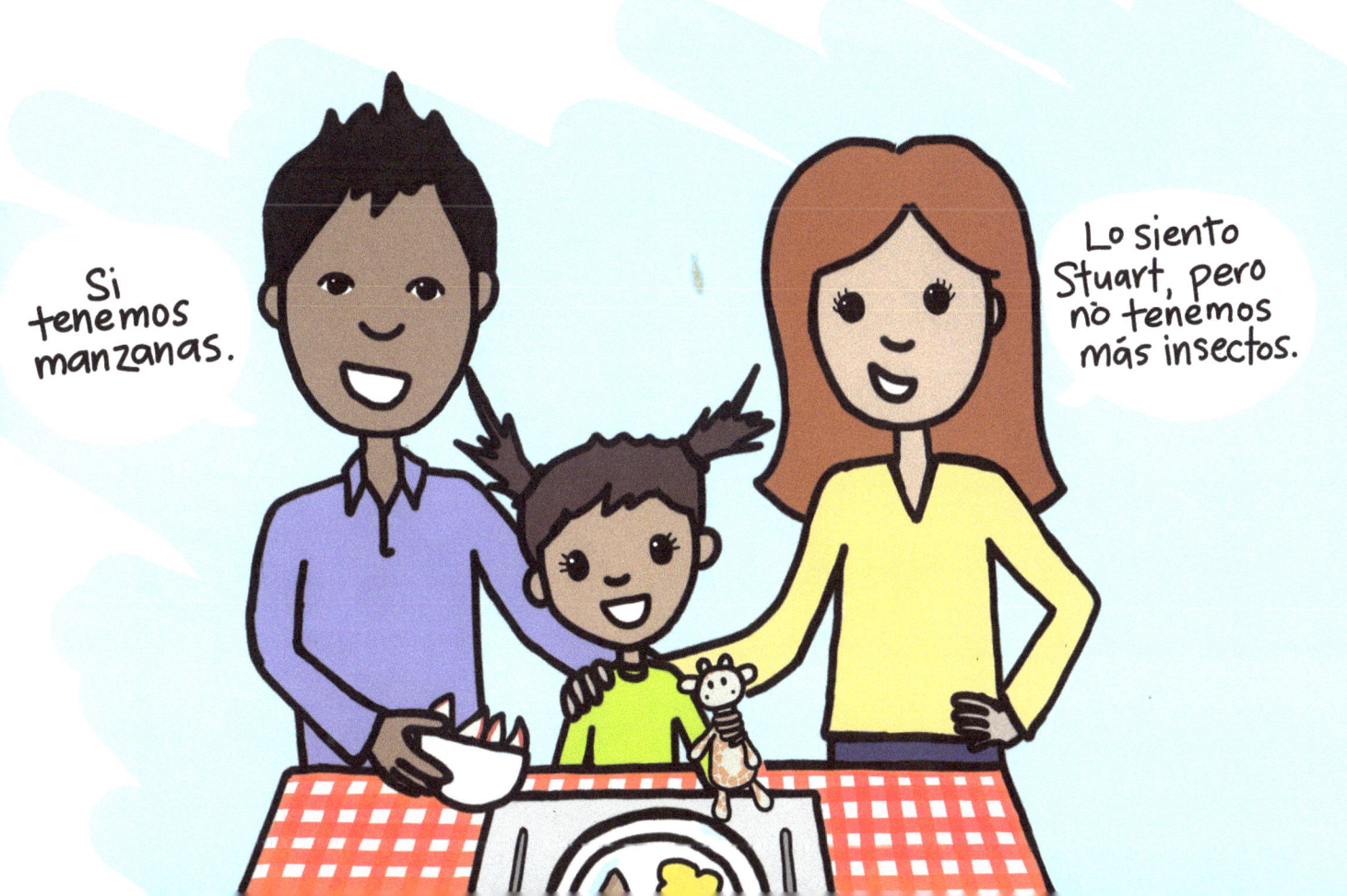

Normalmente, nuestras noches son las mismas también.
Nos lavamos los dientes.

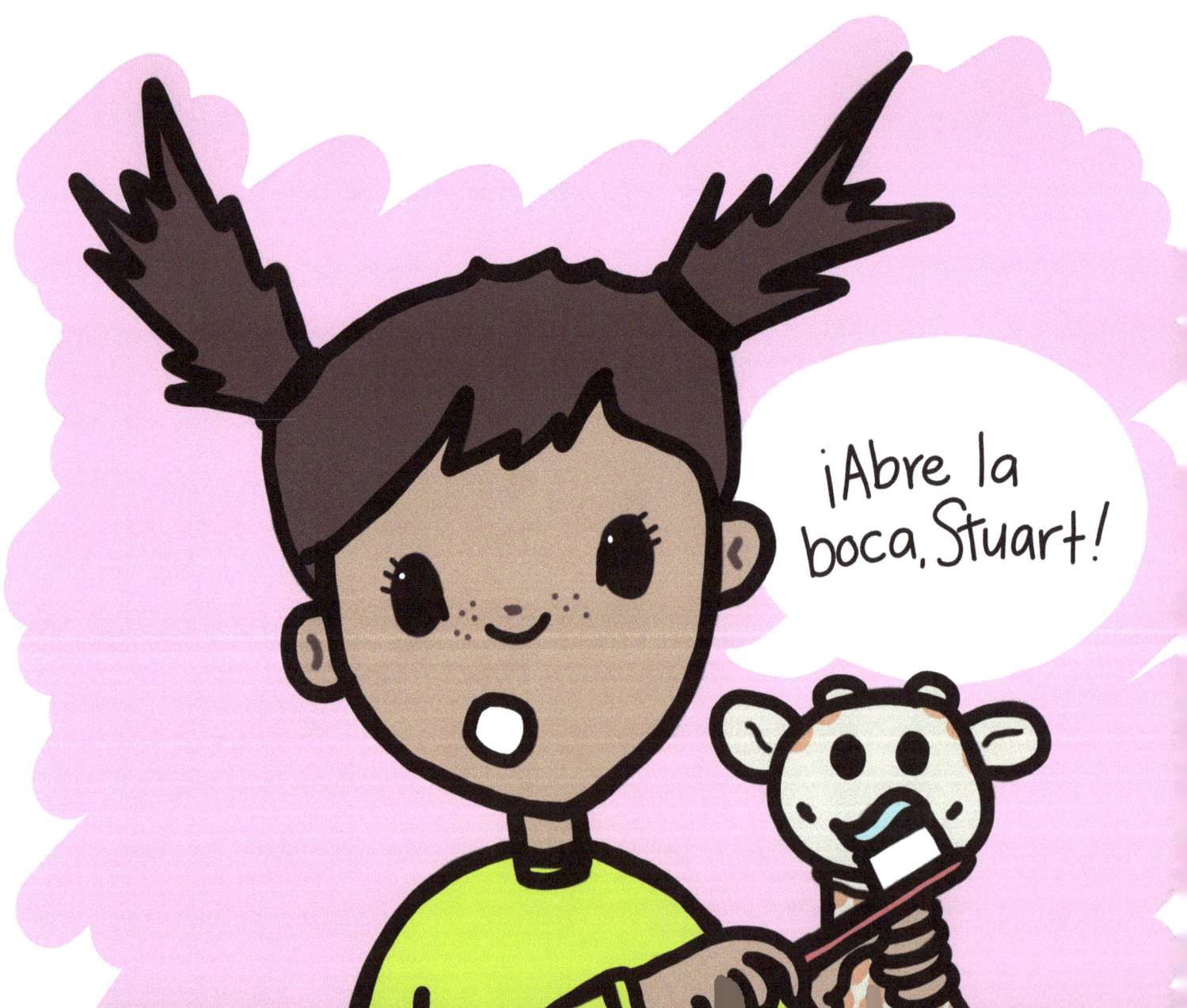

Nos ponemos nuestras pijamas y nos vamos a la cama.
Cada día termina cuando nos vamos a dormir.

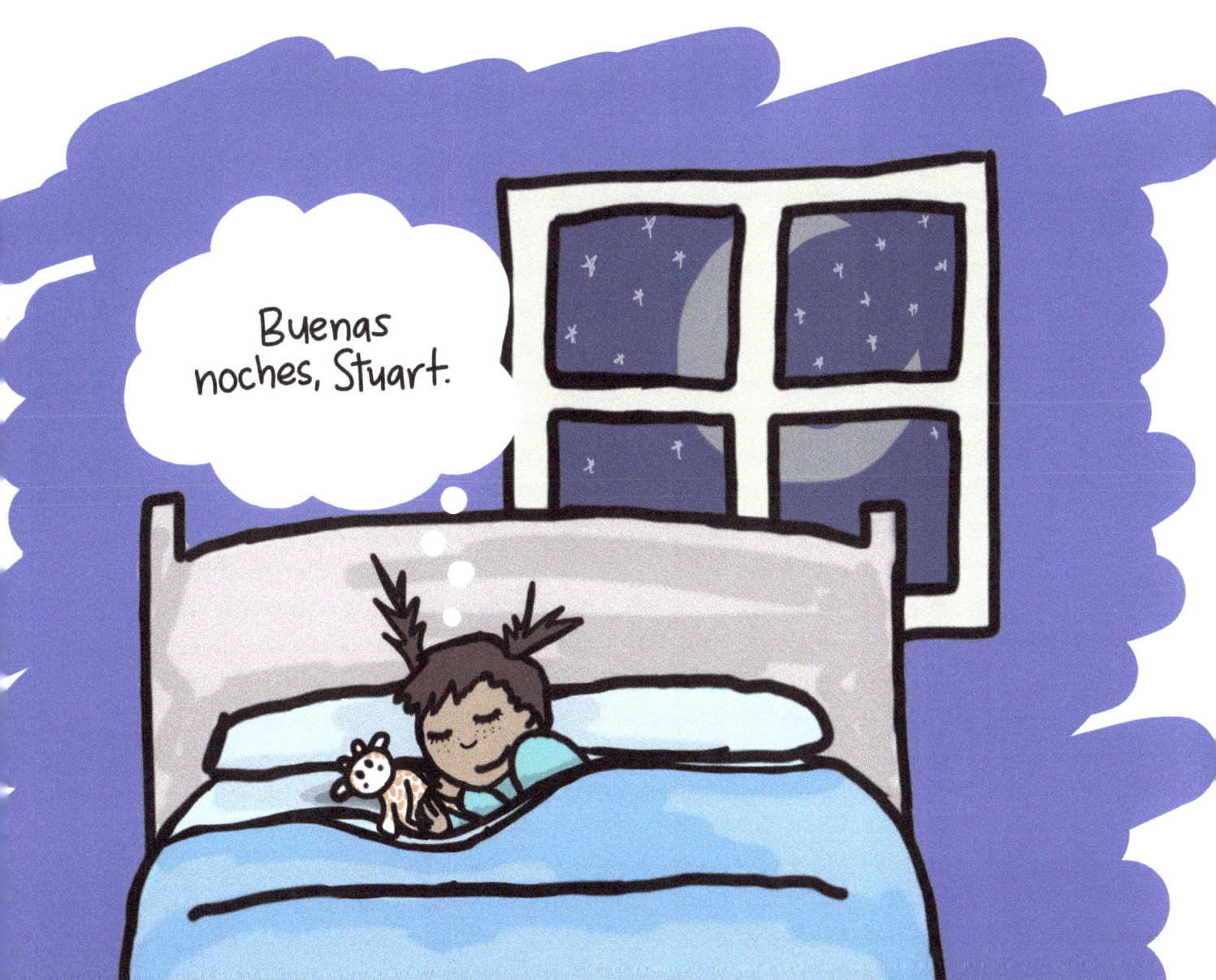

Pero nuestros días pueden ser diferentes.

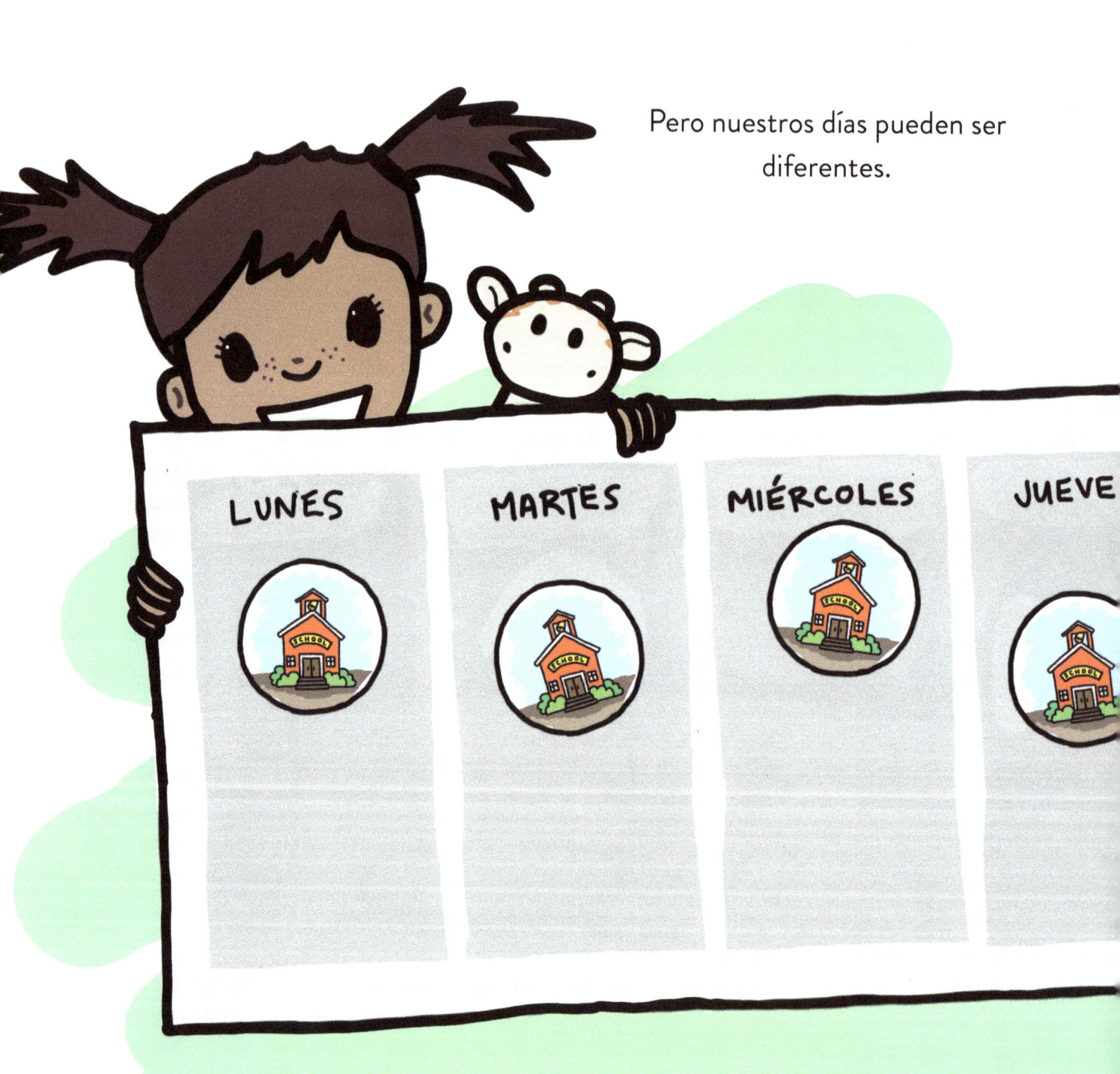

Algunos días vamos a la escuela, y otros días es fin de semana.

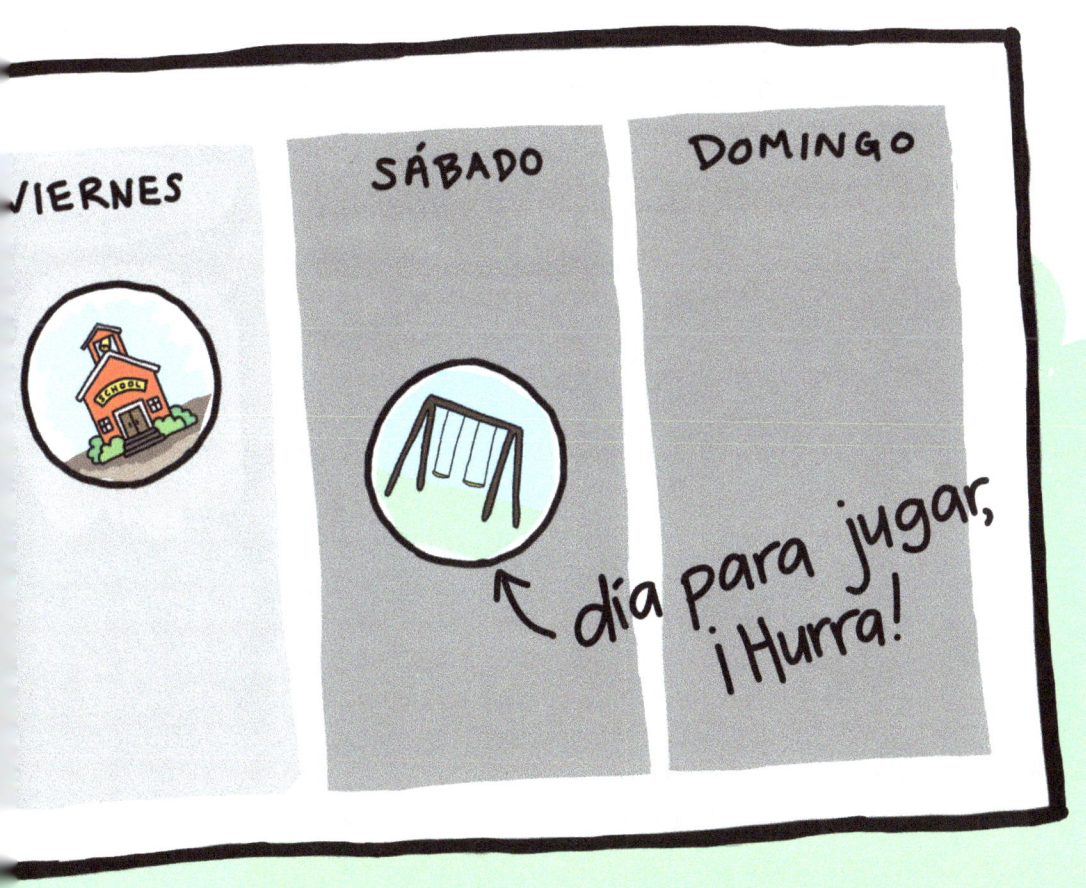

Cuando algo grande cambia, lo que
hacemos cada día también puede cambiar.
Stuart quiere saber qué pasa cuando alguien que amamos tiene **cáncer**.

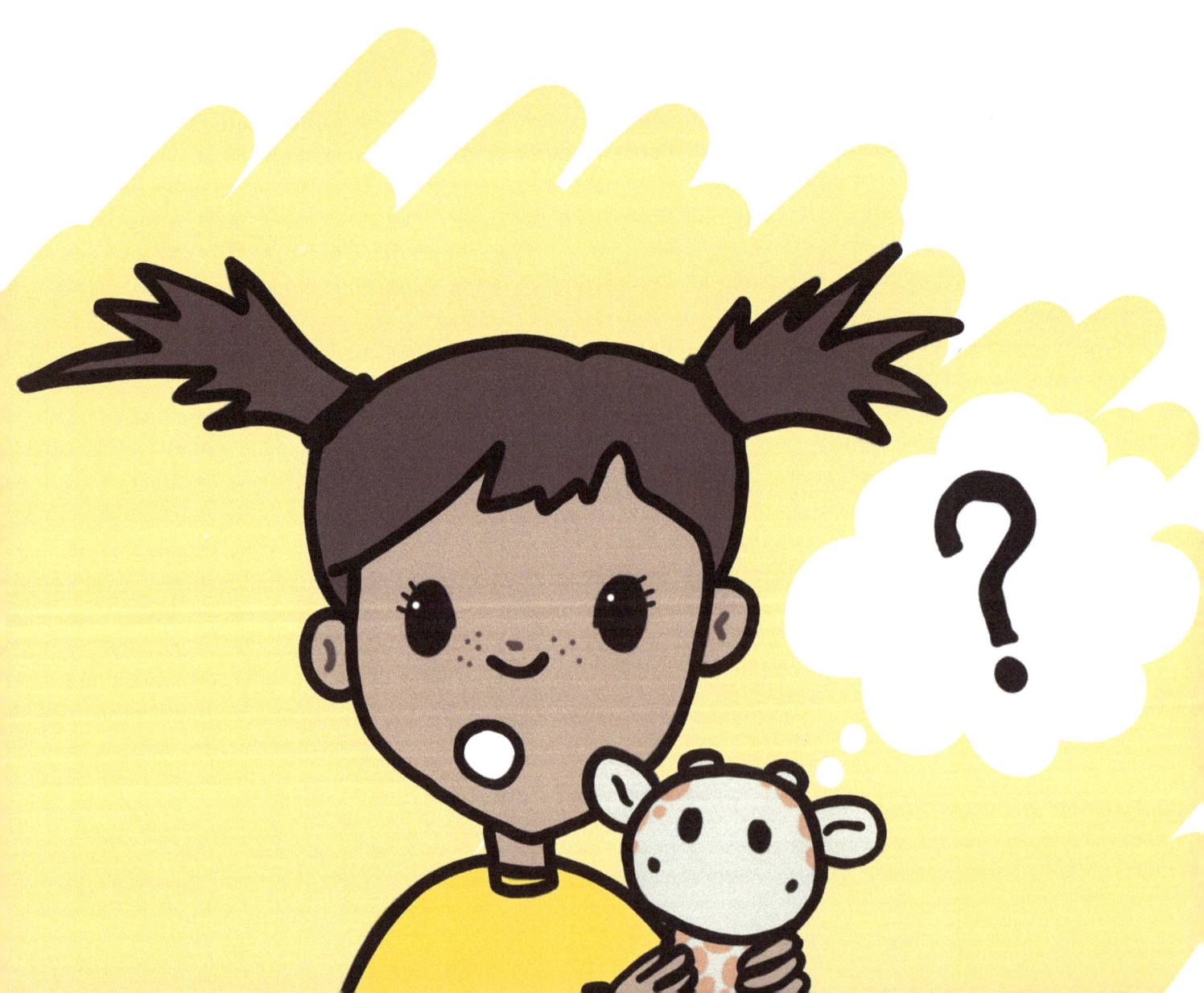

Pero el realmente no comprende qué es el cáncer. ¿Y tú?
El cáncer es como una enfermedad, pero
no se puede contraer como se contrae un resfriado.
¡Así es como funciona!

Cada ser vivo está formado por pequeños individuos llamados **células**.

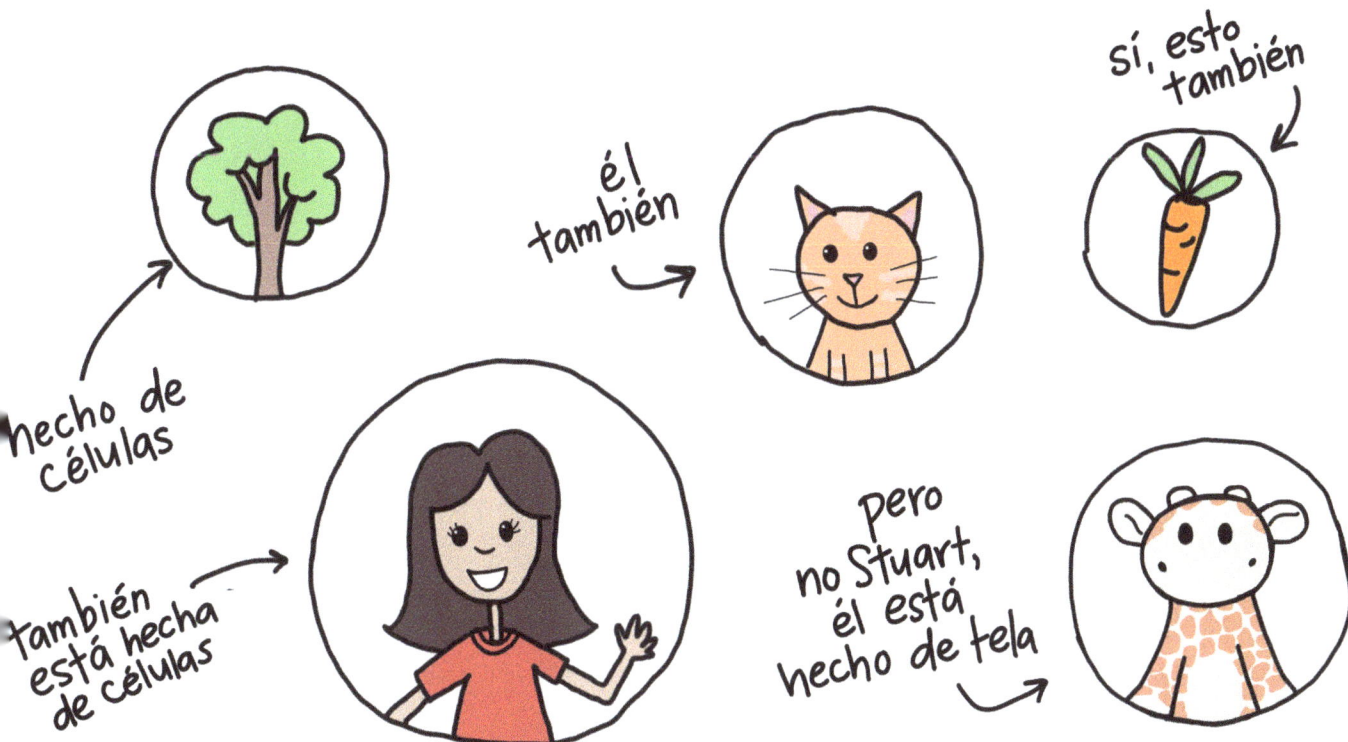

Las células son como bloques, pero se juntan solas.
Una cosa realmente interesante de las células es
que una célula puede convertirse en dos células
cuando quiera. (Guau, ¿verdad?)

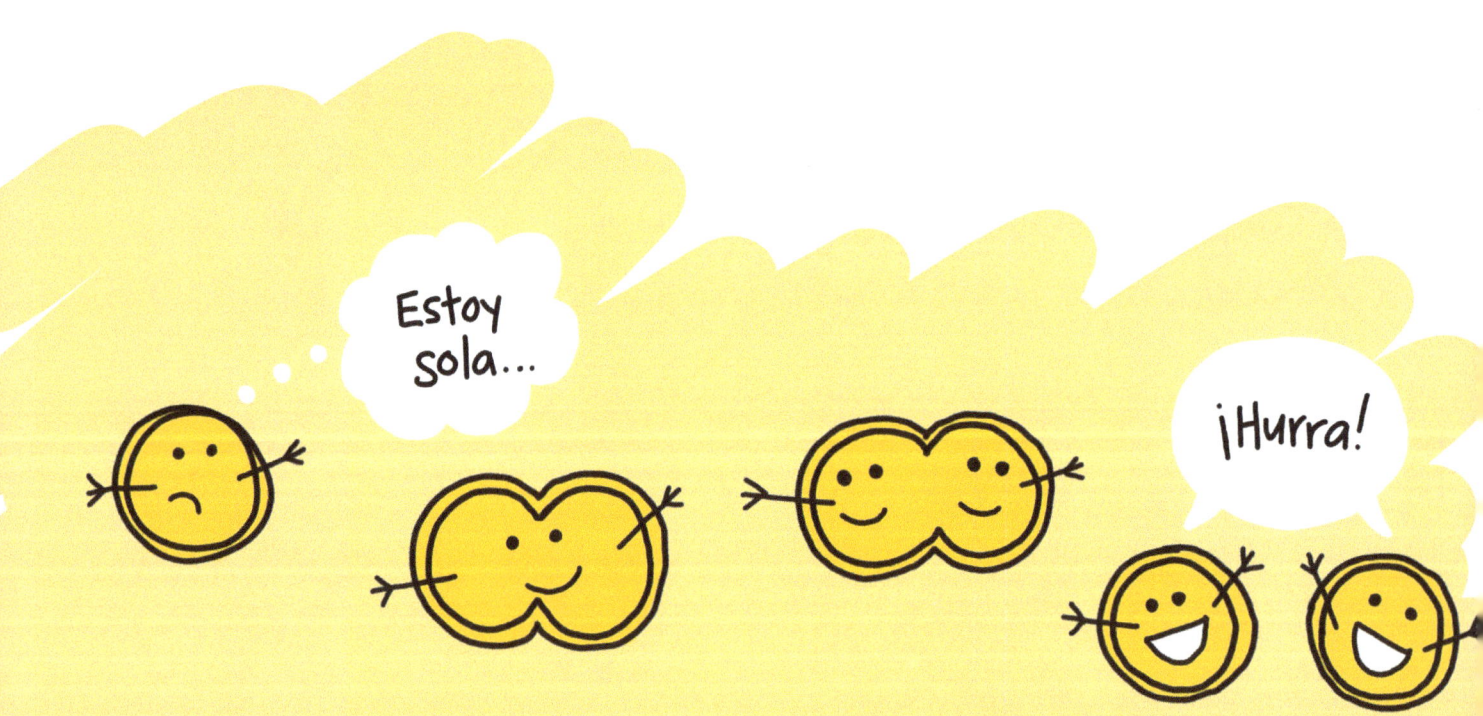

Eso significa que las células pueden construirse y construirse y construirse.
¡Es como construir con LEGO y nunca quedarse sin bloques!

¡Imagina la torre que podrías construir!

Cada célula tiene un trabajo.
Juntas construyen partes del cuerpo y luego les dicen cómo trabajar.
¡Hacen que los corazones laten, las piernas caminen, los pulmones respiren y mucho más!

Las células son muy amables.
Se dan espacio para trabajar y dejan de producir nuevas células cuando tienen suficiente para hacer un trabajo.

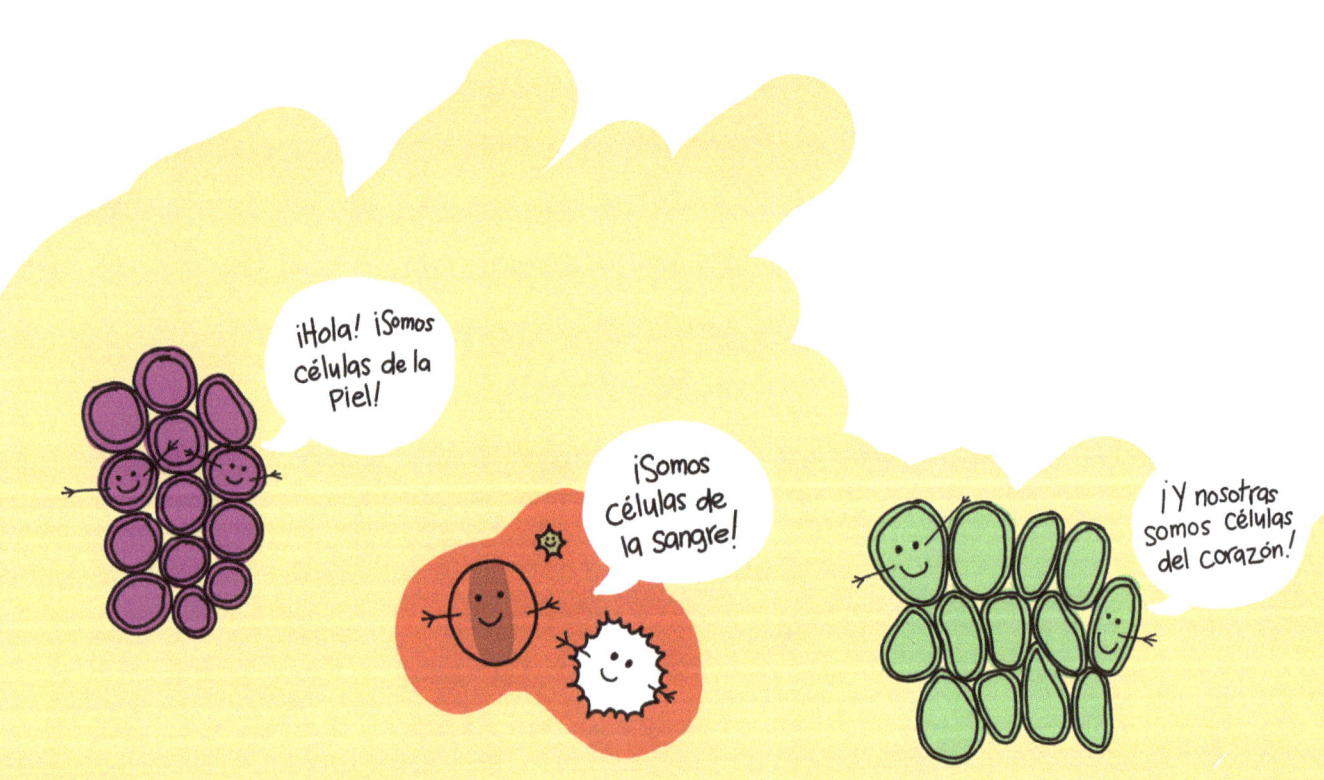

Pero a veces se produce una célula descompuesta.
Se ve rara, actúa raro y no sabe cuál es su trabajo.
Lo único que recuerda es cómo hacer más células.

Nadie hizo que esta célula se descompusiera.
¡No fue nada que la persona comió o hizo mal! A veces, las células se descomponen.

Y una o dos células descompuestas no es gran cosa,
porque nuestras células sanas pueden deshacerse de ellas.

Pero a veces las células sanas no ven a las células descompuestas ...

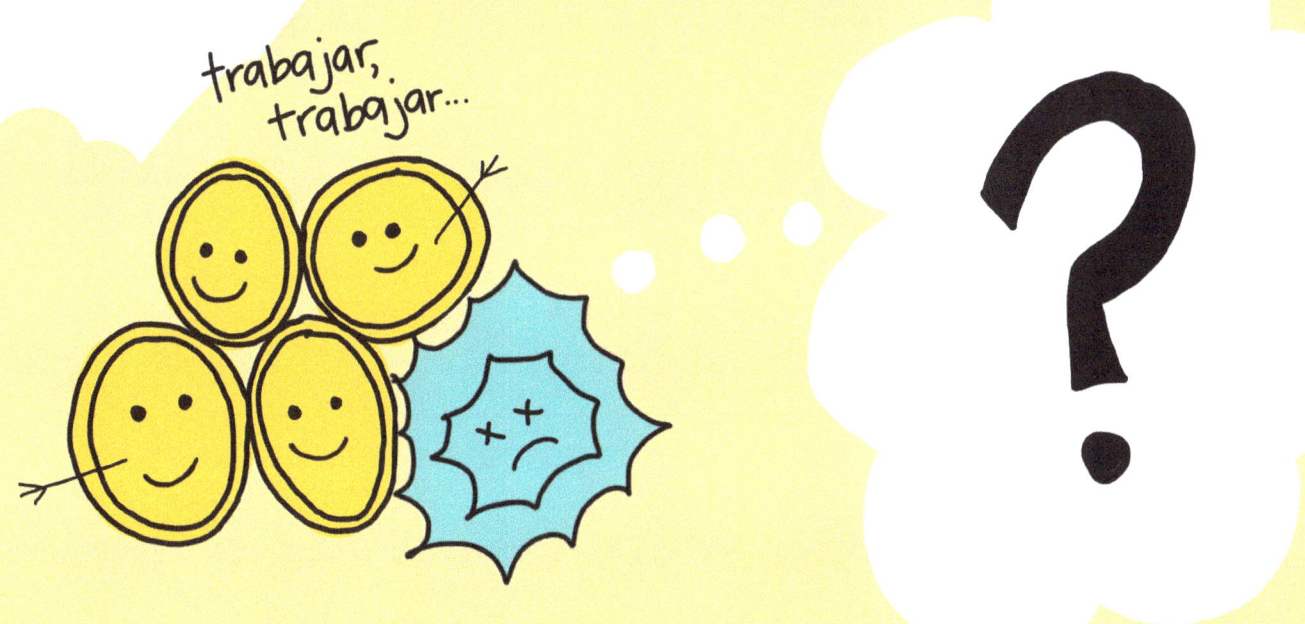

trabajar, trabajar...

... y las células descompuestas siguen produciendo más y más células descompuestas, cada vez más rápido.

Al pasar el tiempo, se combierte en un gran lío.

Este enorme lío de células descompuestas se llama cáncer.

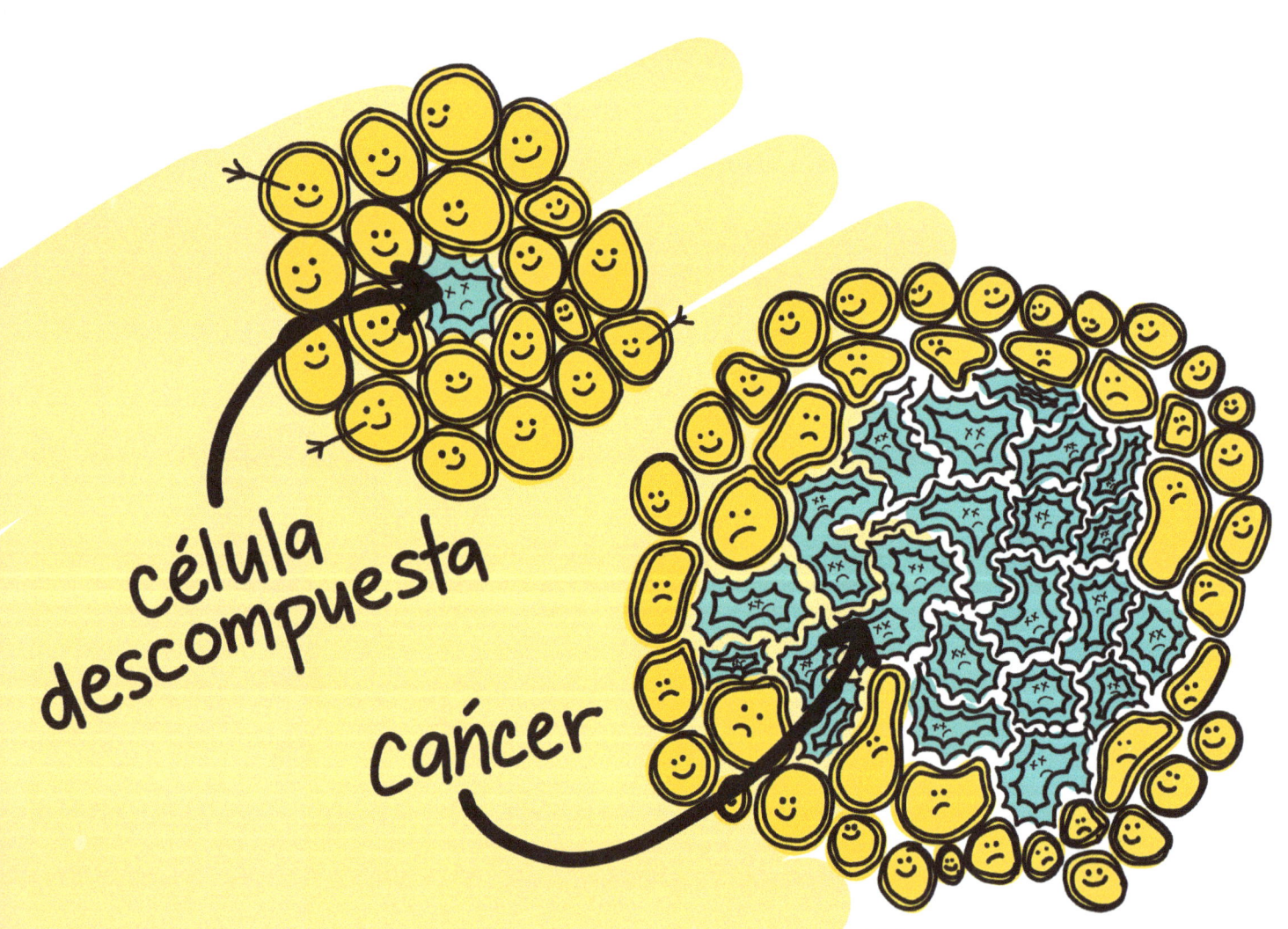

célula descompuesta

cáncer

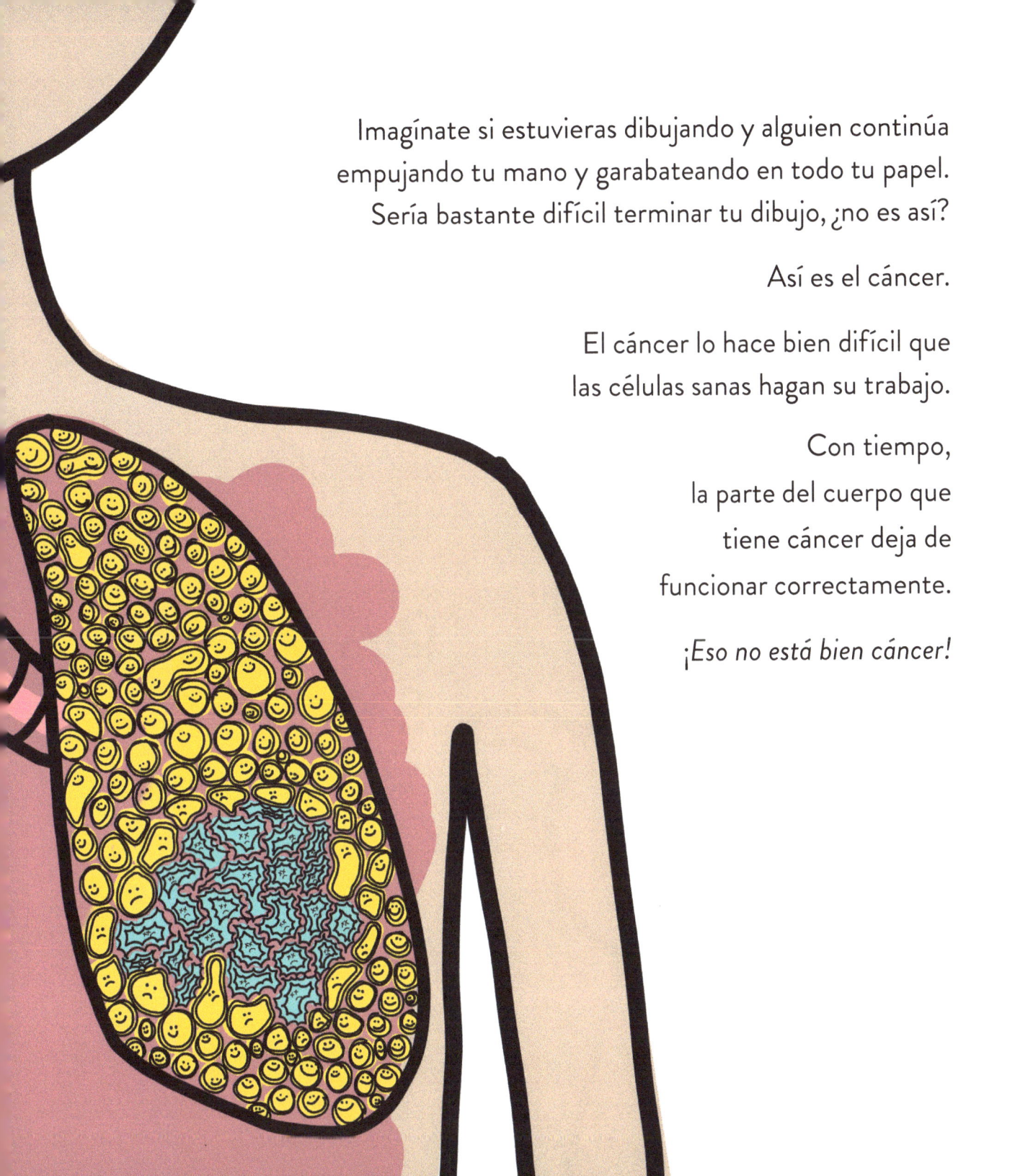

Imagínate si estuvieras dibujando y alguien continúa
empujando tu mano y garabateando en todo tu papel.
Sería bastante difícil terminar tu dibujo, ¿no es así?

Así es el cáncer.

El cáncer lo hace bien difícil que
las células sanas hagan su trabajo.

Con tiempo,
la parte del cuerpo que
tiene cáncer deja de
funcionar correctamente.

¡Eso no está bien cáncer!

Cuando nuestras células sanas están rodeadas de cáncer, no pueden hacer su trabajo. Y si no pueden hacer su trabajo, es posible que nuestros cuerpos no funcionen bien. Entonces, cuando alguien encuentra cáncer en su cuerpo, definitivamente quiere sacarlo.

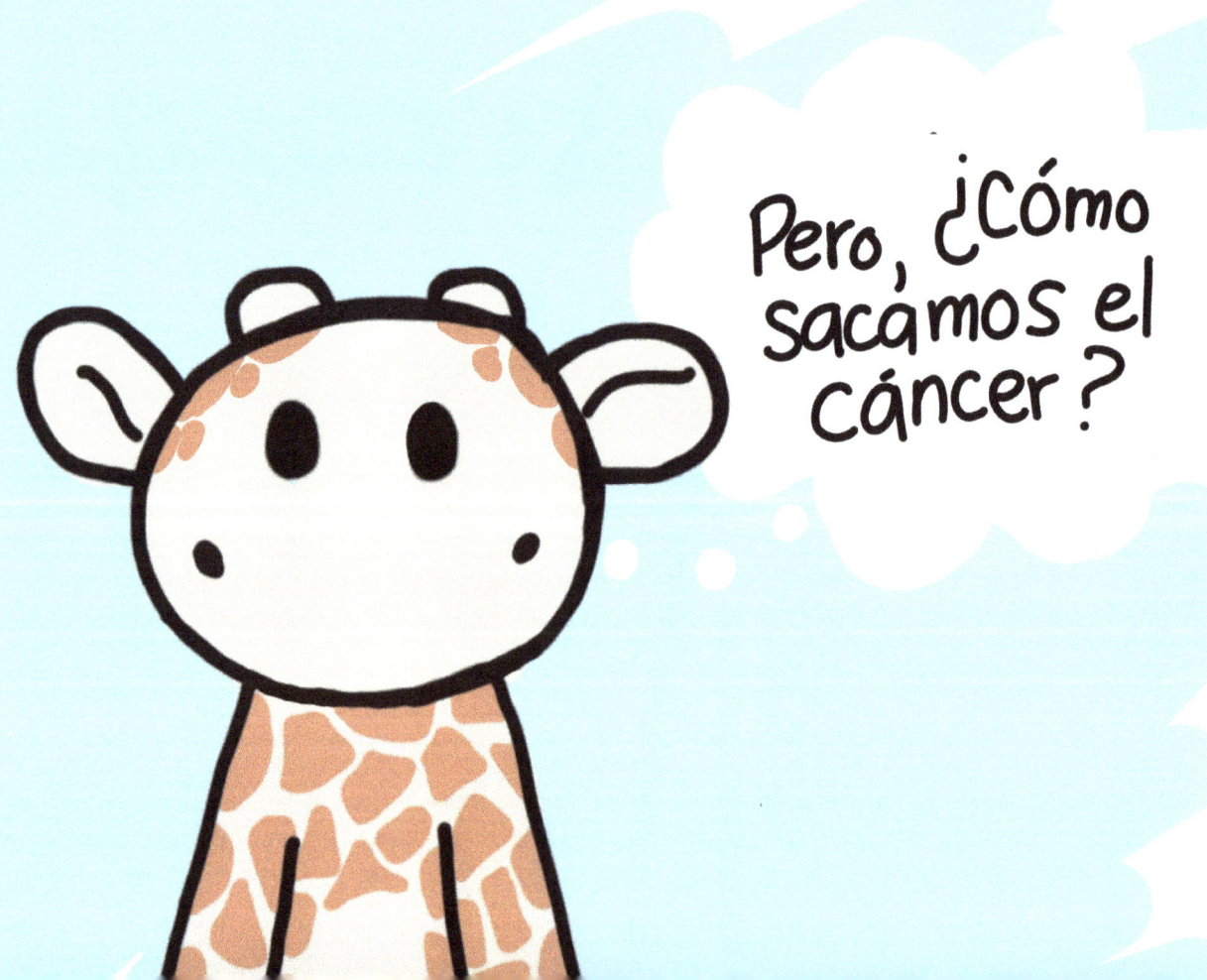

Algunas células cancerosas viven en la sangre y algunas células cancerosas viven en algunas partes del cuerpo. Los doctores pueden sacar algunos tipos de células cancerosas del cuerpo de una persona mediante una cirugía.

Esto significa que los doctores te darán un medicamento que te hace dormir llamado anestesia.

A veces, te dan el medicamento para hacerte dormir a través de una máscara especial.

Luego con mucho cuidado sacan las células descompuestas.
¡Cómo estás durmiendo, tu no sientes nada!
Y cuando te despiertes, tu familia estará allí.

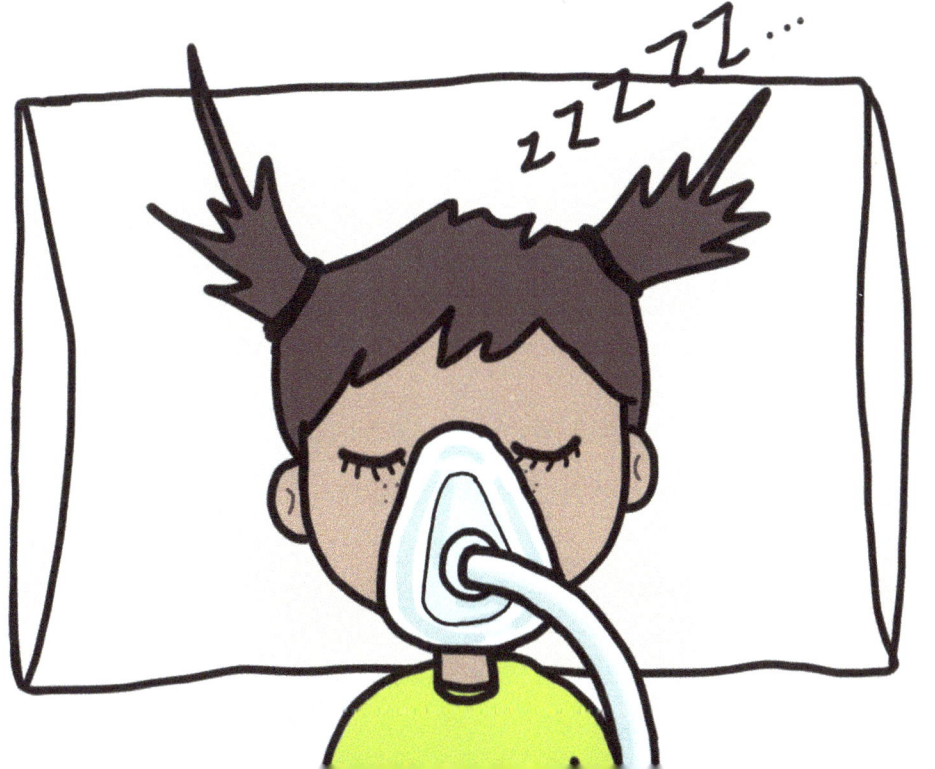

Los doctores también te pueden dar un medicamento llamado quimio el cual destruye las células cancerosas.

Algunos días tal vez tengas que ir al hospital o a la oficina de un doctor para recibir quimio.

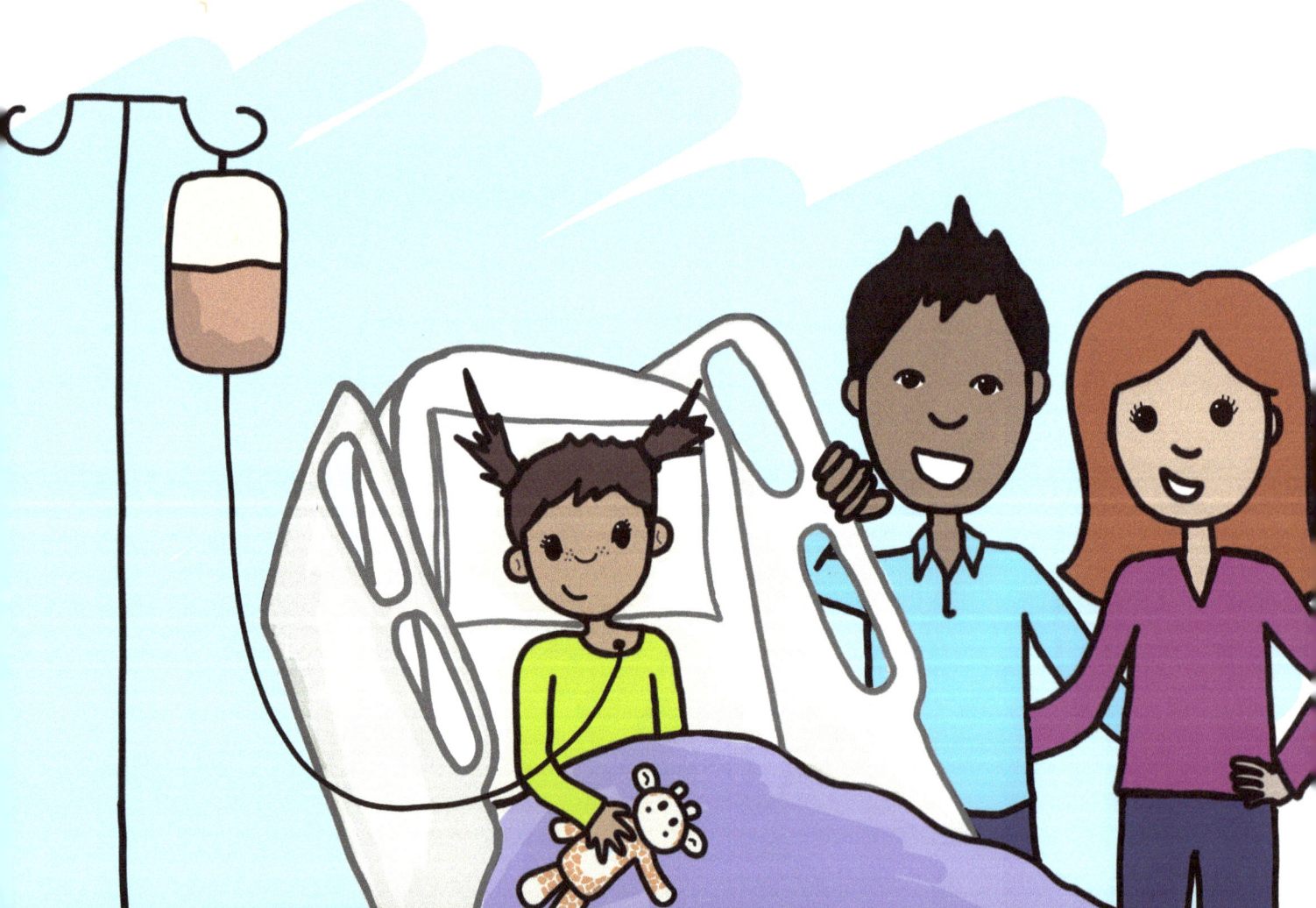

El medicamento de quimio es super fuerte y destruy
las células descompuestas, pero no es muy inteligente.
También destruye algunas de las células buenas.

Debido a esto, el quimio puede hacer que te sientas cansado(a).
También puede hacer que te duela la barriga
o que te duela dentro de tu boca.

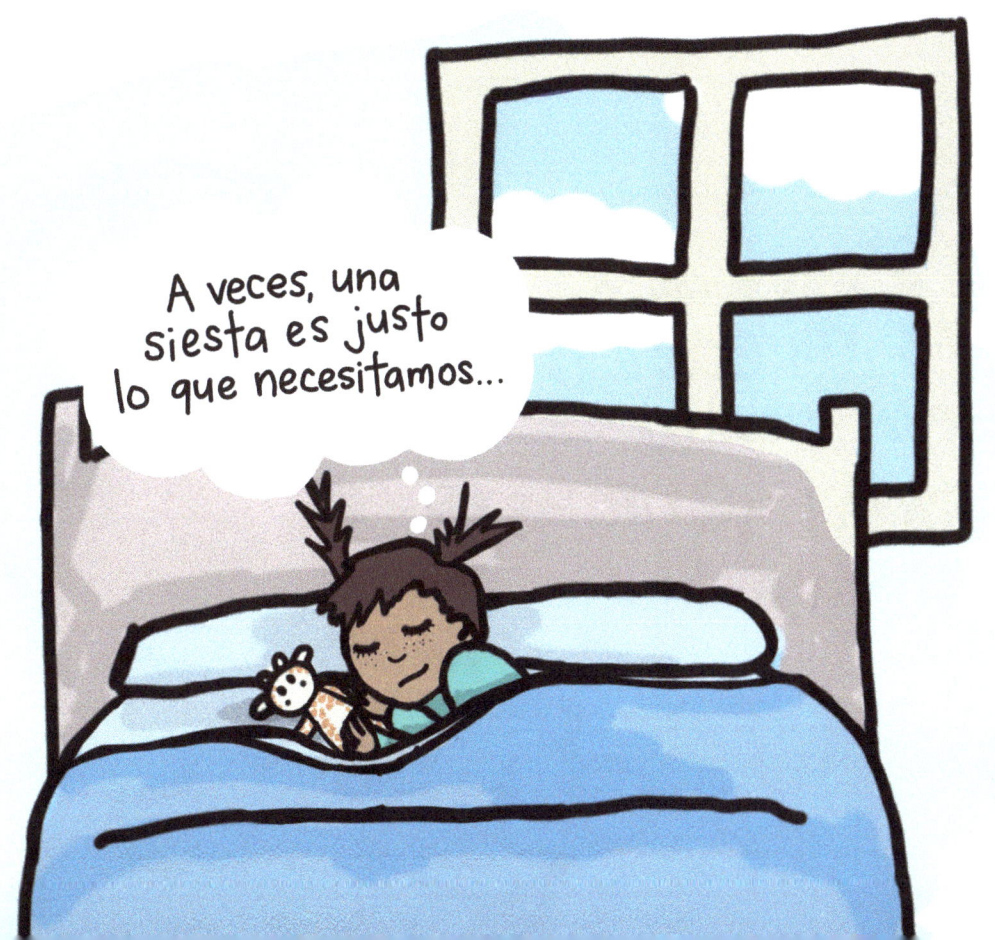

A veces, el quimio también mata las células que hacen crecer el cabello, entonces puede hacer que tu cabello se caiga.

Algunos niños pierden un poco de su cabello. Algunos pierden bastante o todo el cabello.

Y algunos niños no pierden para nada su cabello.

Pero no te preocupes. Cuando termine el quimio, el cabello volverá a crecer.

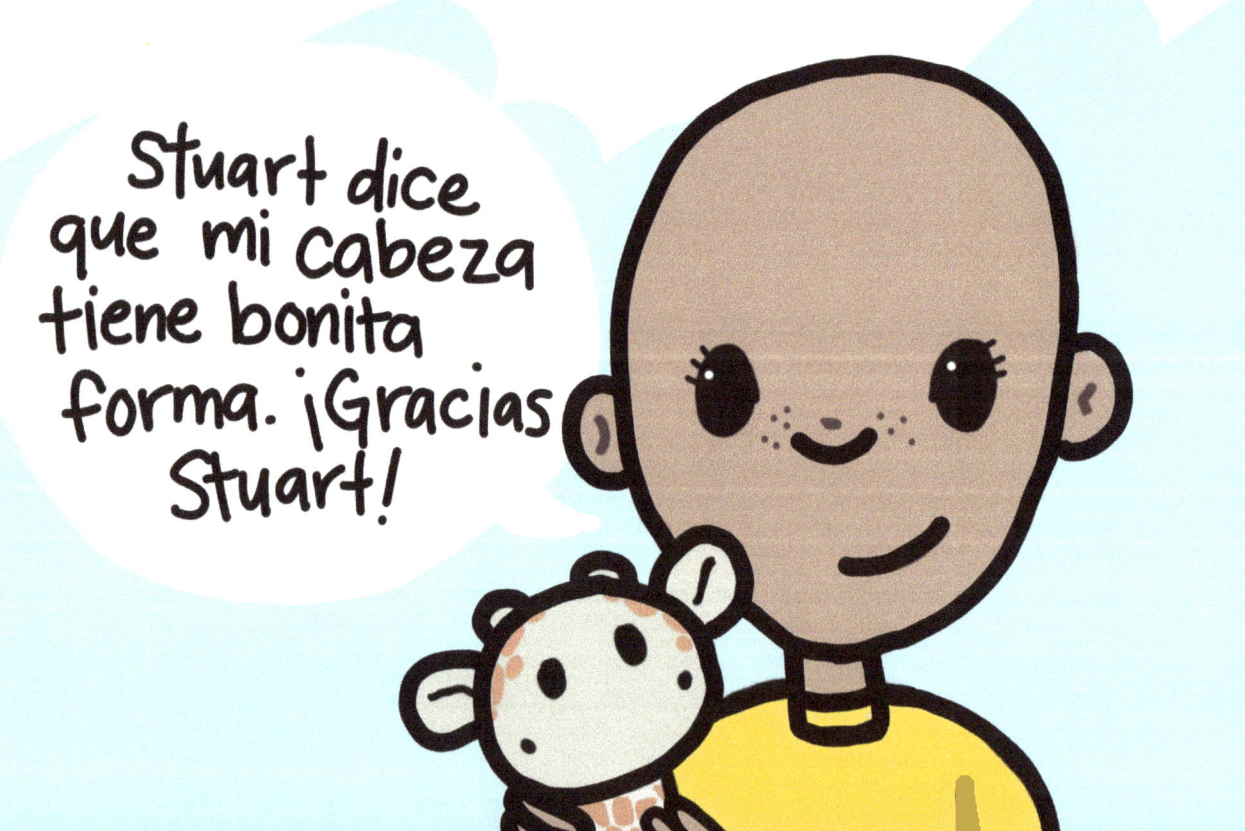

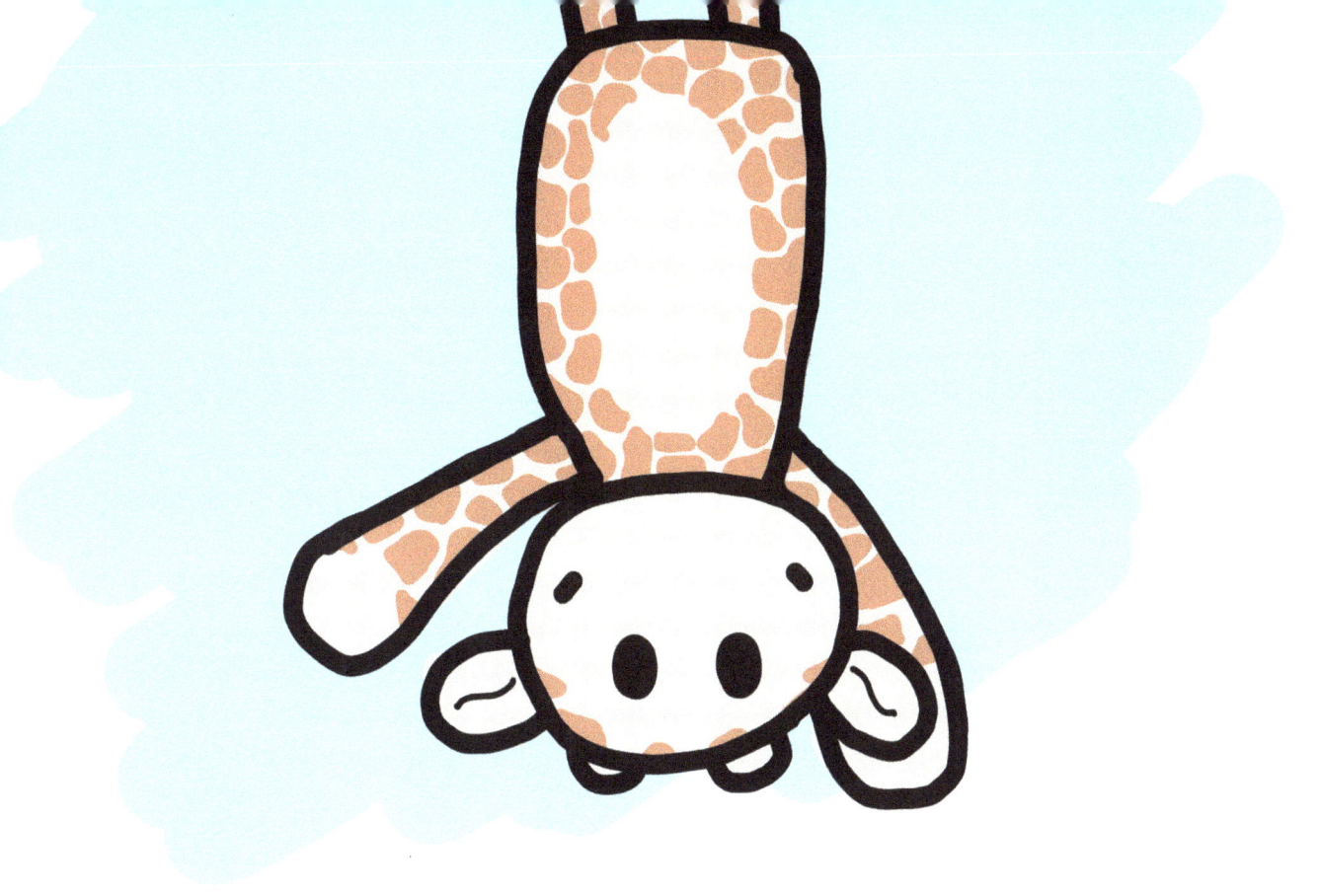

Stuart quiere saber qué más podría pasar.

¡La respuesta es diferente para cada niño!

Pero debes decirle a tu familia si tu cuerpo se siente diferente, como cuando te comienza a doler la barriga.

Es posible que tengas un botón especial en tu pecho llamado puerto, o una línea central, que es un tubo delgado y suave que se introduce en tu pecho o en tu brazo.

Esto hará más fácil de obtener el medicamento de quimo o cualquier otro medicamento que puedas necesitar para hacerte sentir mejor.

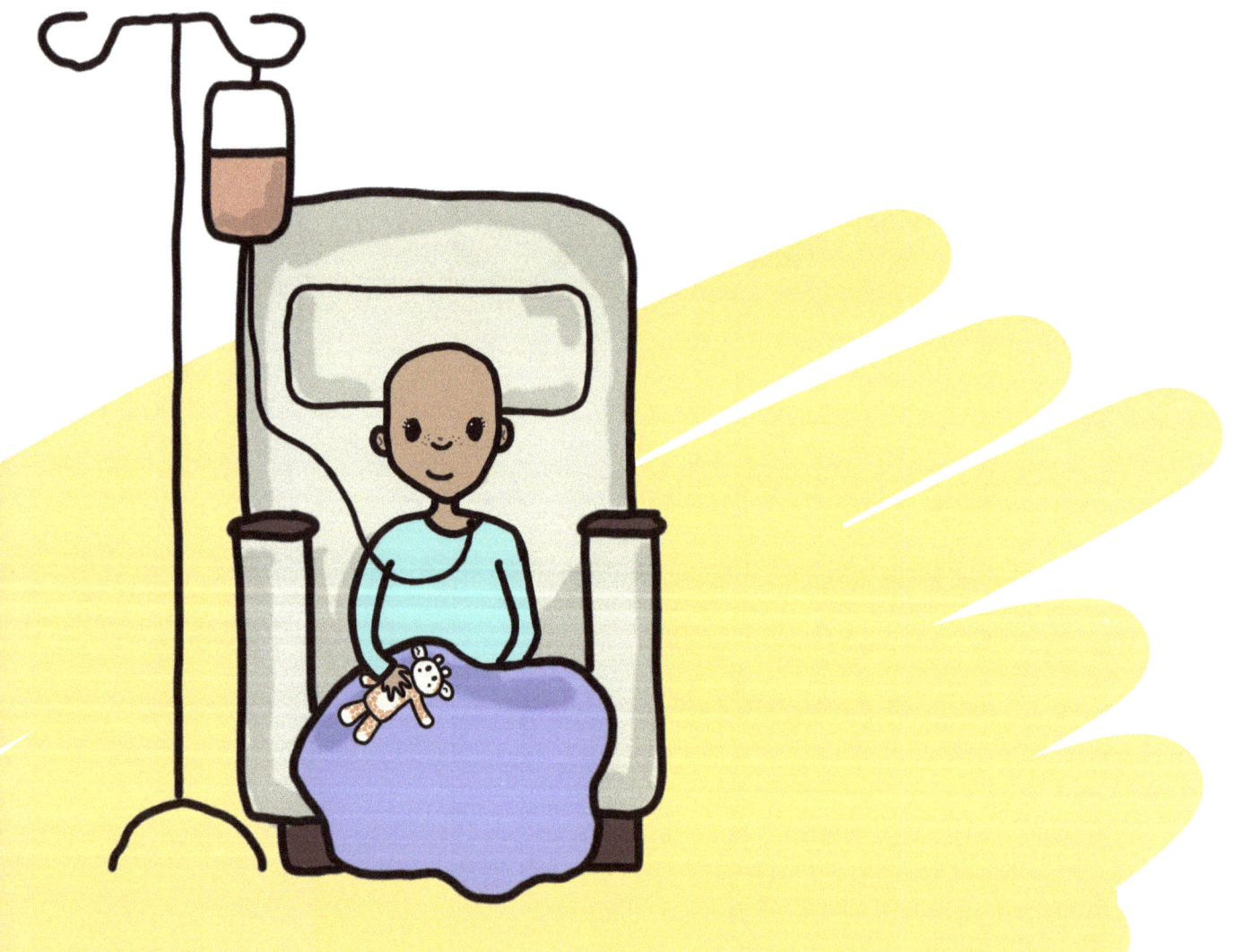

A veces es posible que tengas que dormir en el hospital para que los doctores y las enfermeras puedan ayudarte a sentirte mejor.

Stuart puede venir, y también hay una cama para un adulto que te ama. No estarás solo(a).

Además, el hospital para niños tiene una sala de juegos, muchos juegos y juguetes y tiempo de estar en la pantalla. También hay otros niños que se están deshaciendo de su cáncer.

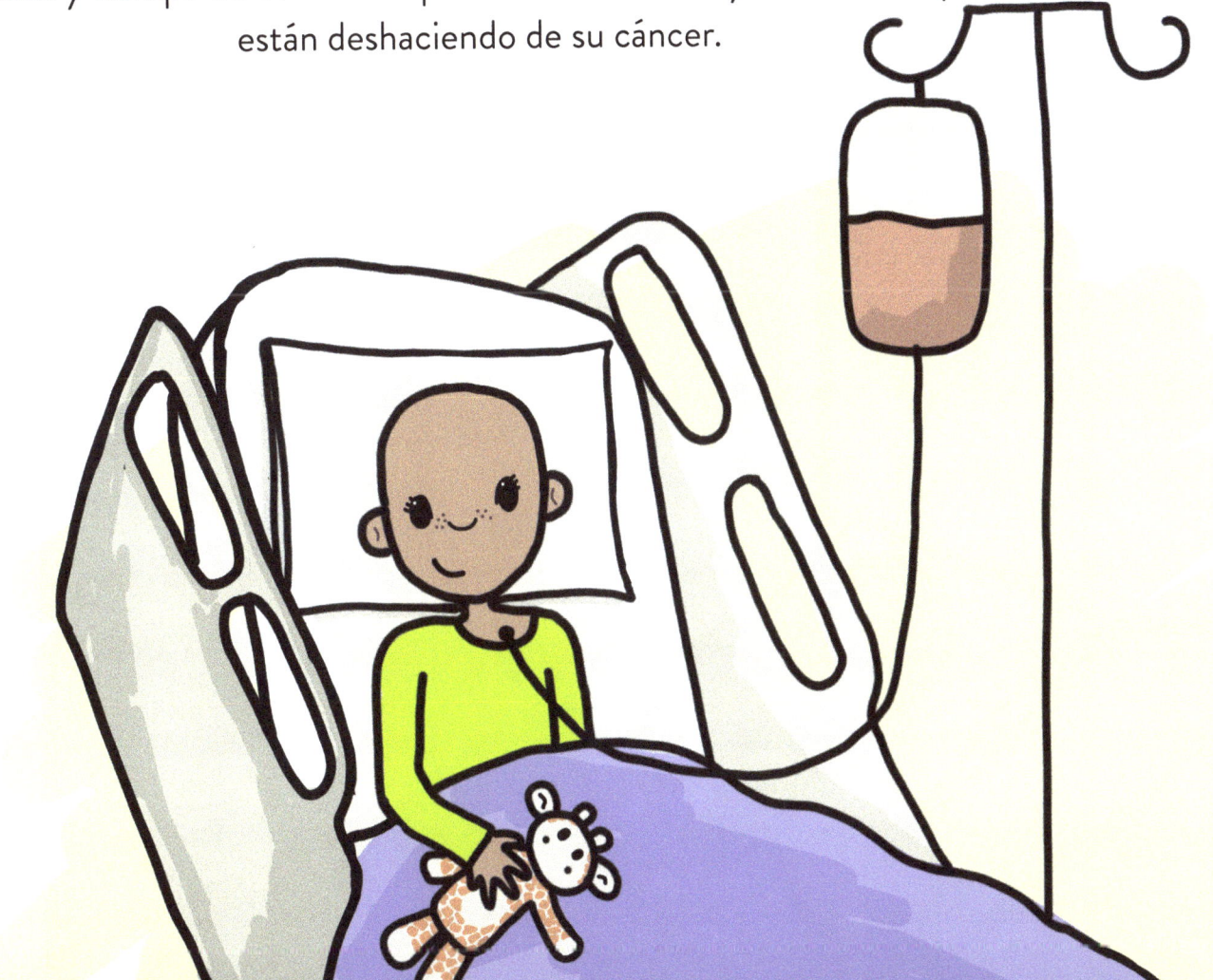

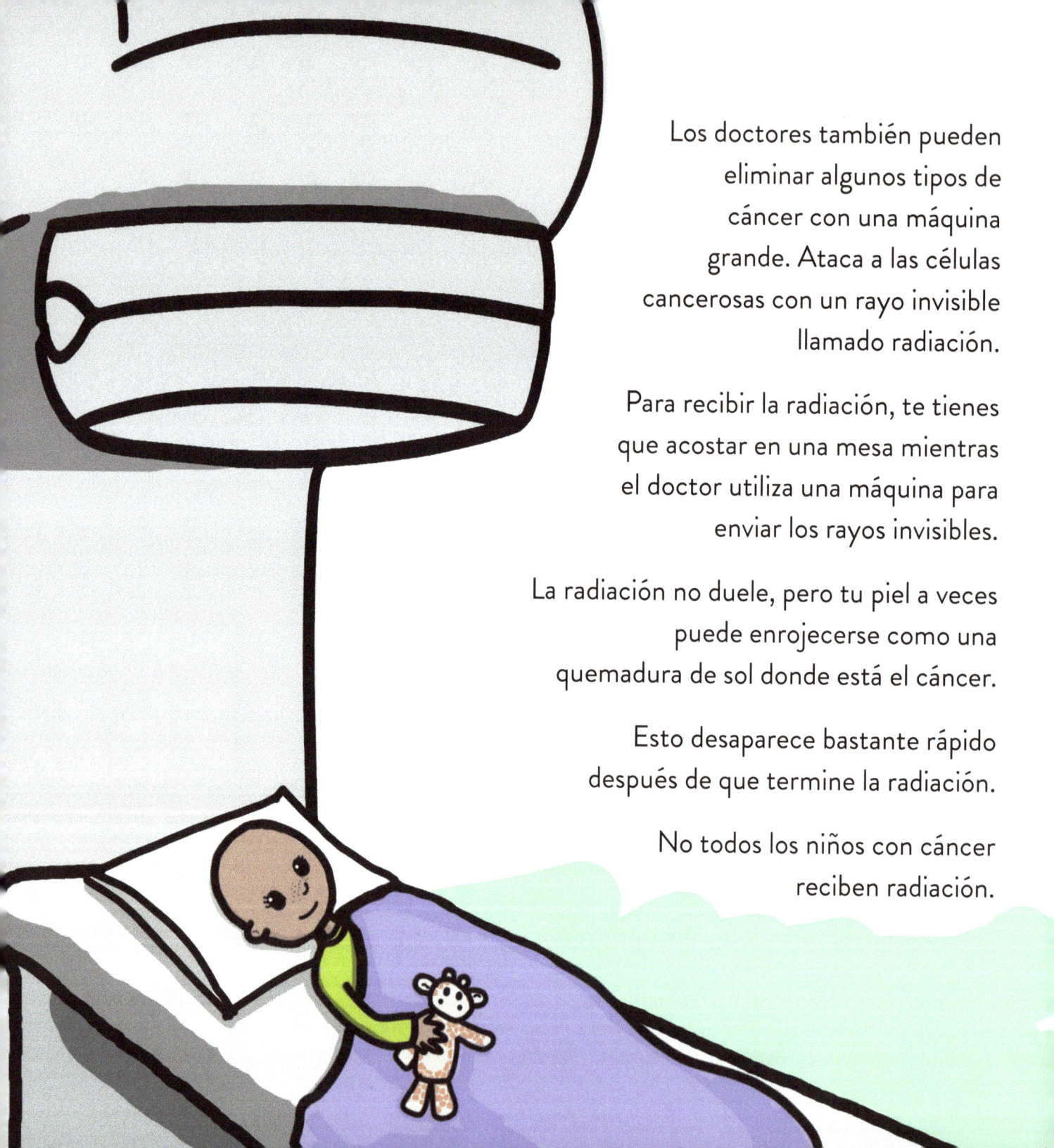

Los doctores también pueden eliminar algunos tipos de cáncer con una máquina grande. Ataca a las células cancerosas con un rayo invisible llamado radiación.

Para recibir la radiación, te tienes que acostar en una mesa mientras el doctor utiliza una máquina para enviar los rayos invisibles.

La radiación no duele, pero tu piel a veces puede enrojecerse como una quemadura de sol donde está el cáncer.

Esto desaparece bastante rápido después de que termine la radiación.

No todos los niños con cáncer reciben radiación.

A veces, los doctores quieren saber si los medicamentos están funcionando. Pueden hacer esto de dos maneras.

Una manera es tomar una foto con una máquina grande. A esto se le llama escaneo. El escaneo ayuda a los doctores a ver qué están haciendo las células descompuestas dentro de tu cuerpo.

La otra maera es examinando tu sangre para ver cuántas células descompuestas están escondidas. A esto se le llama extracción de sangre.

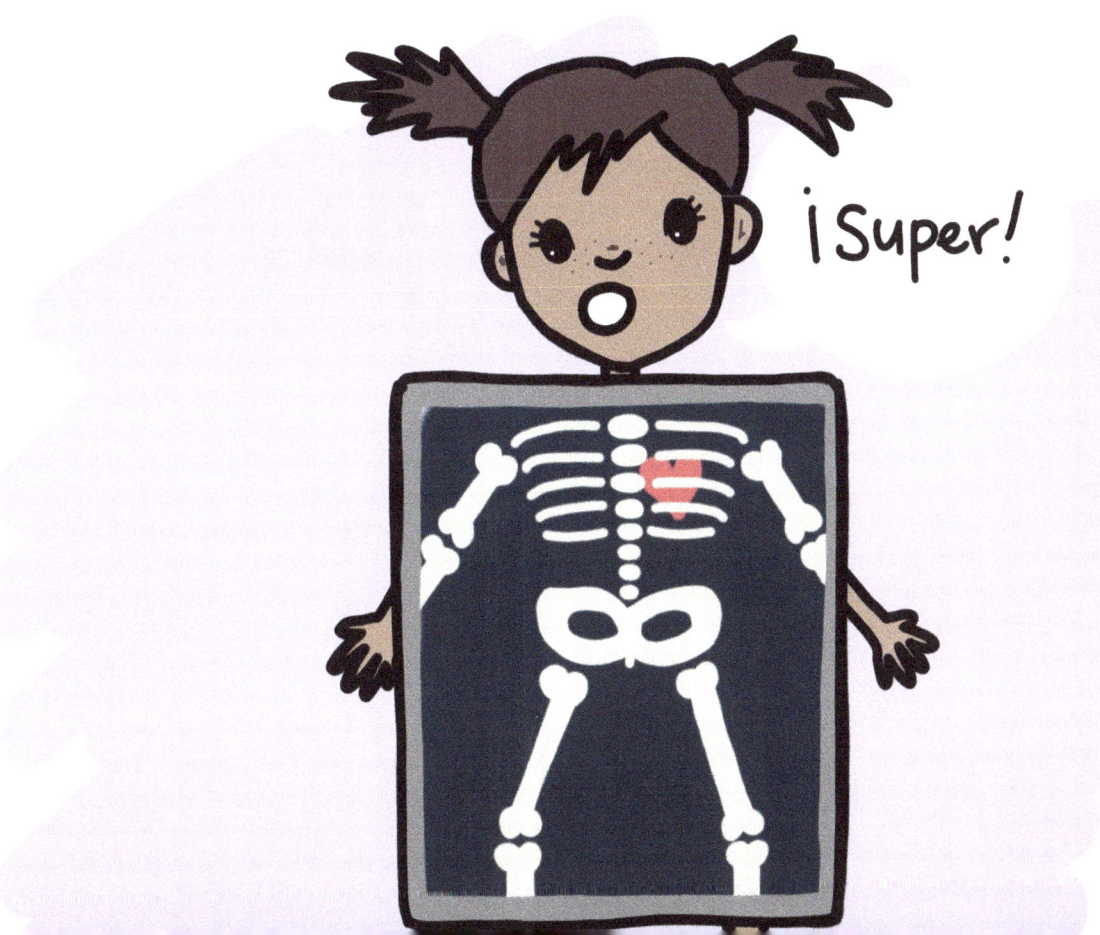

¡Super!

El cáncer de cada niño es diferente, por lo tanto, no todos los niños recibirán quimio, radiación o cirugía.

Tu doctor y tu familia te pueden decir que es lo que puedes esperar. Pero una cosa que es cierta para el cáncer de cada niño: tú no hiciste nada para que esto apareciera (eso es imposible). Y, desafortunadamente, no hay nada que puedas hacer para que esto desaparezca por sí mismo.

La buena noticia es que, una vez que comprendas cómo esto será, esto se vuelve mucho menos aterrado.

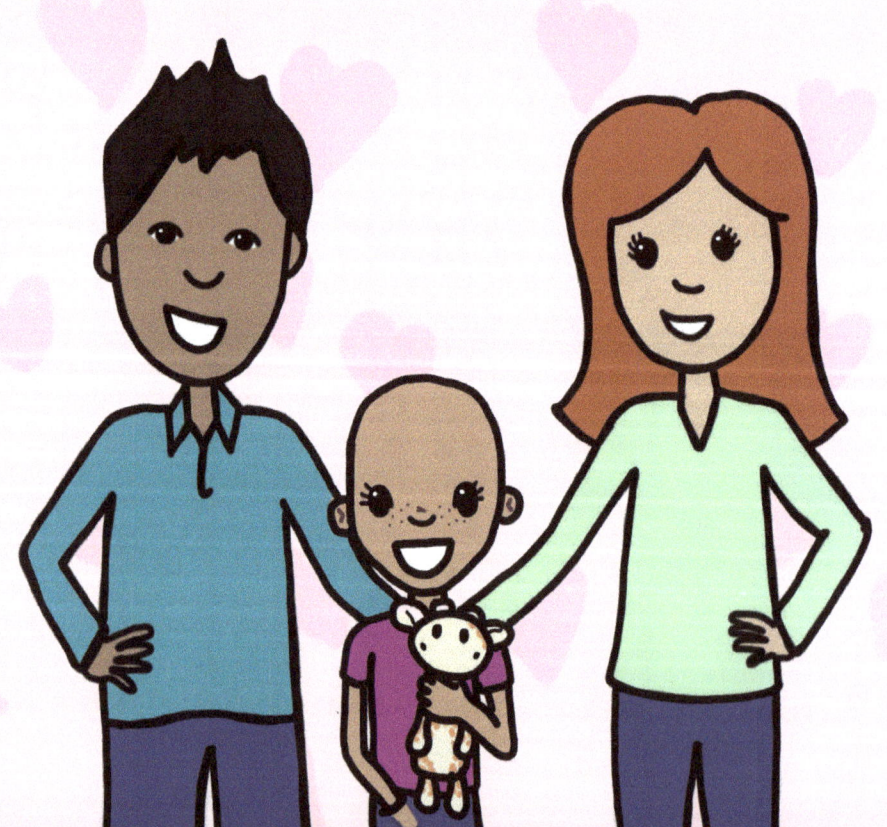

Además, todo el tiempo que pasas en el hospital vale la pena
cuando las células cancerosas desaparecen y tu cuerpo
tiene un momento para sentirse mejor.

Todas las células están haciendo su trabajo
y el cuerpo vuelve a estar saludable.

¿Y sabes lo que eso significa?
Un cuerpo sano que nuevamente puede correr, saltar, nadar y jugar ...
¡y crecer cabello nuevo!

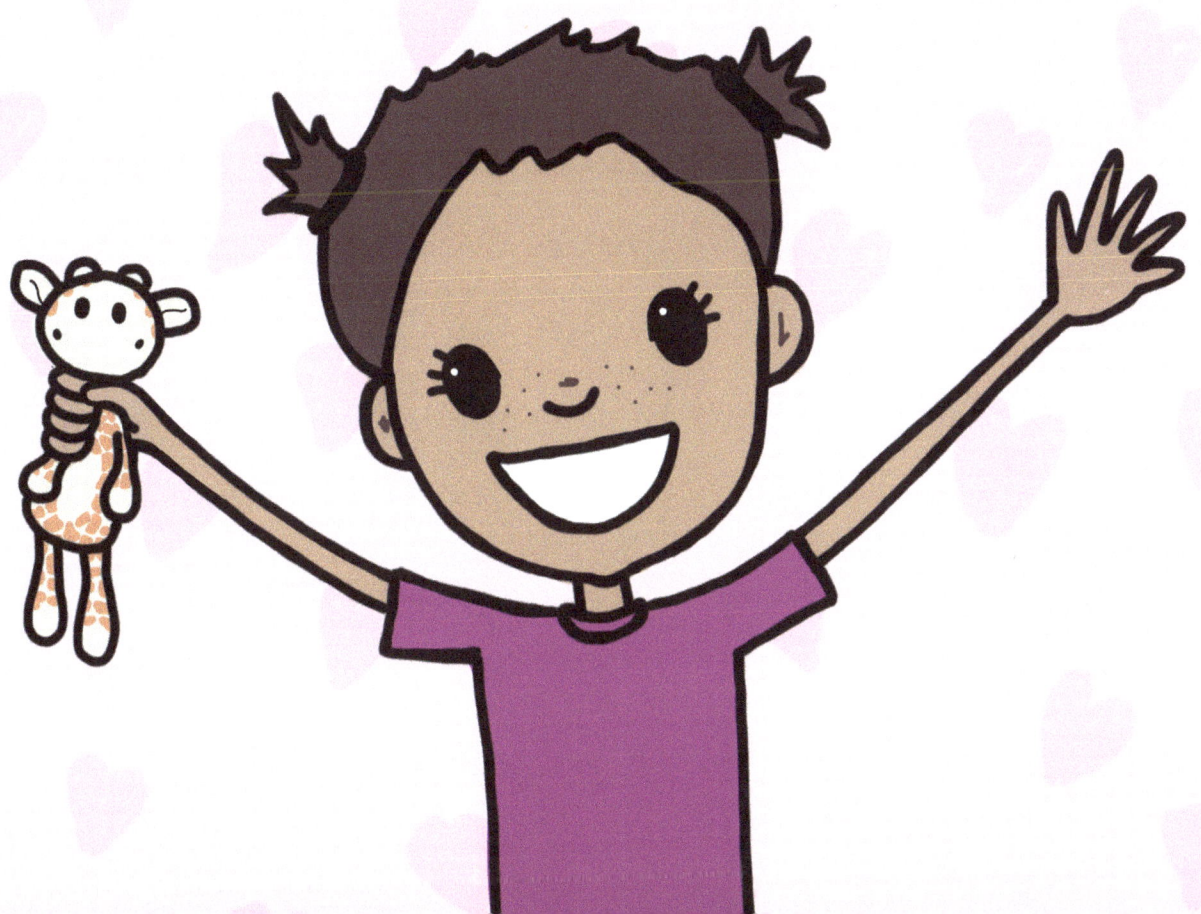

Stuart se siente mucho mejor ahora que sabe qué esperar.

Aunque nuestros días pueden ser diferentes, esto ayuda a planificar nuestra semana juntos, para saber qué va a pasar en el futuro.

Podemos ver cuándo son nuestras citas y planear actividades, como hacer manualidades, ver una película o estar afuera.

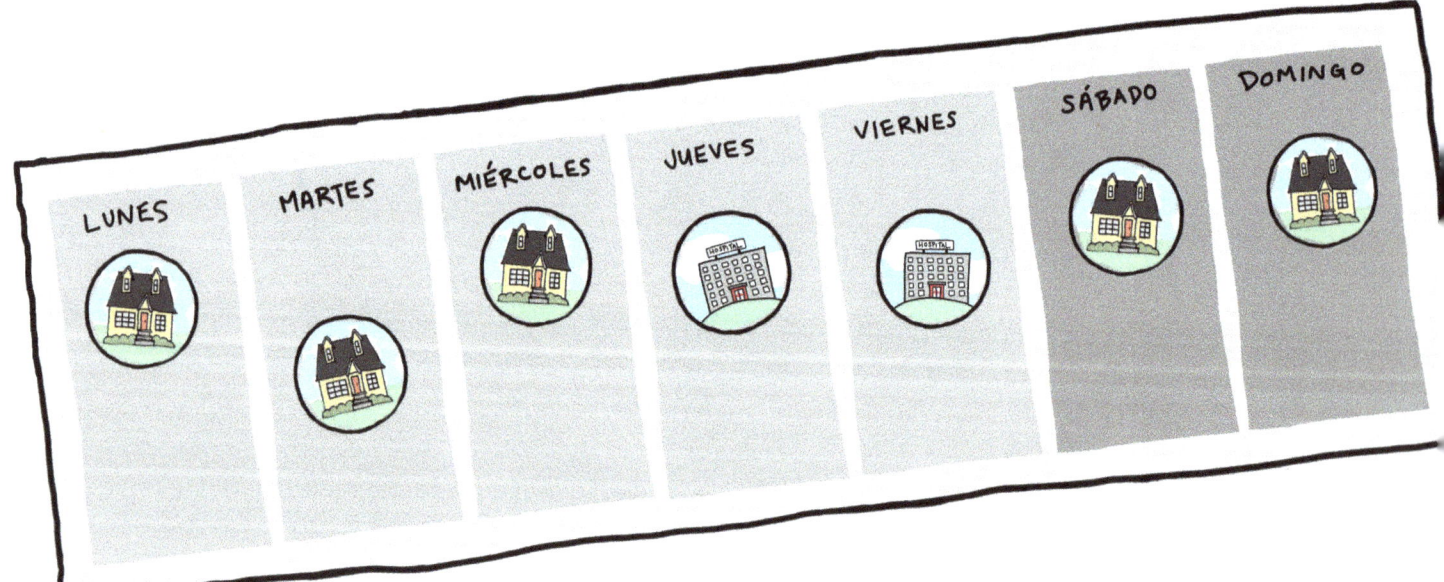

Y recuerda que es importante compartir con un adulto cómo te sientes.

¡Todos estos cambios pueden ser difíciles!

Al planificar un tiempo especial para estar juntos, tienes un momento en el que sabes que está bien hablar sobre tus sentimientos.

¡Las cosas difíciles las podemos hacer juntos!

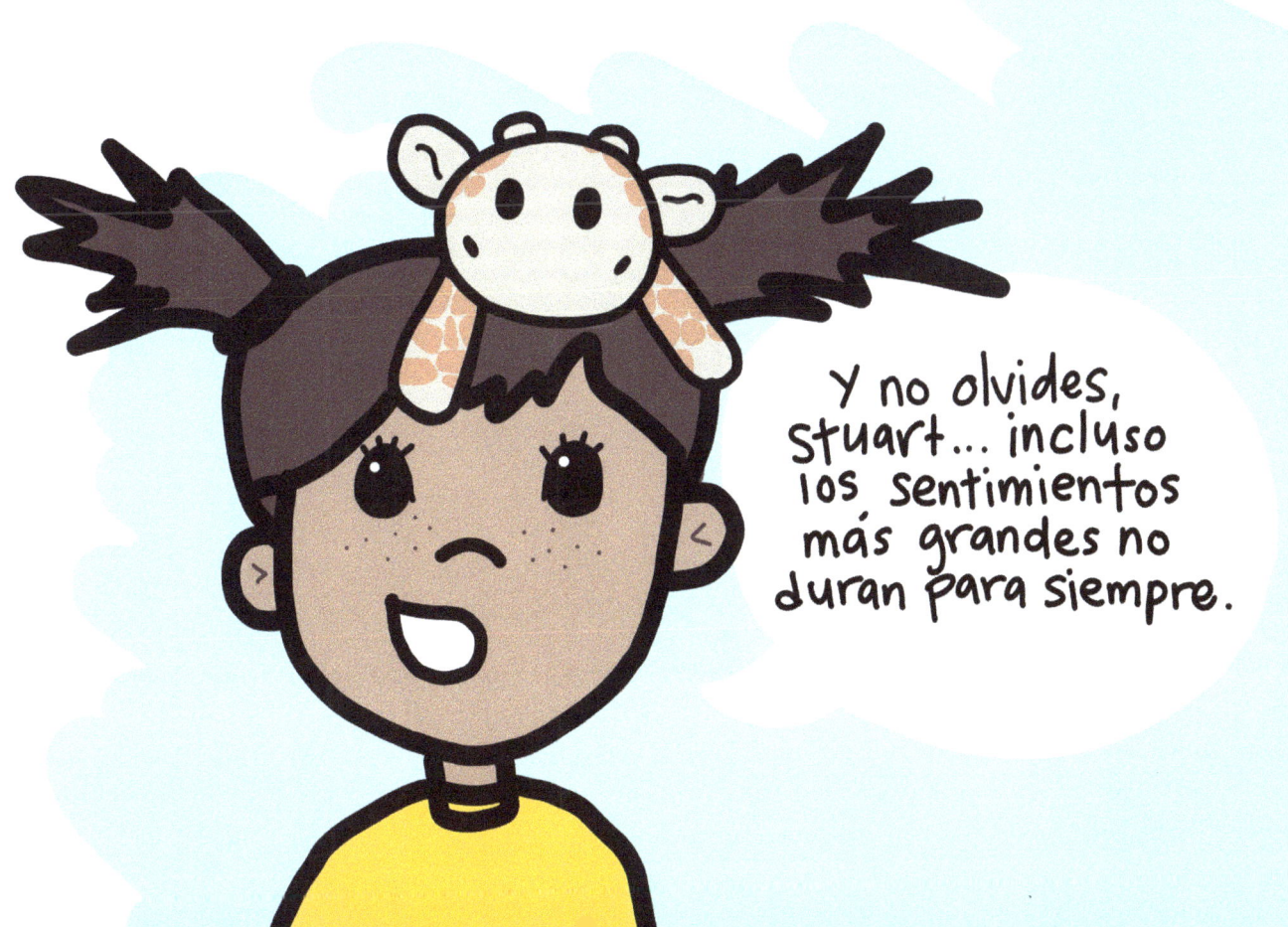

Y no olvides, Stuart... incluso los sentimientos más grandes no duran para siempre.

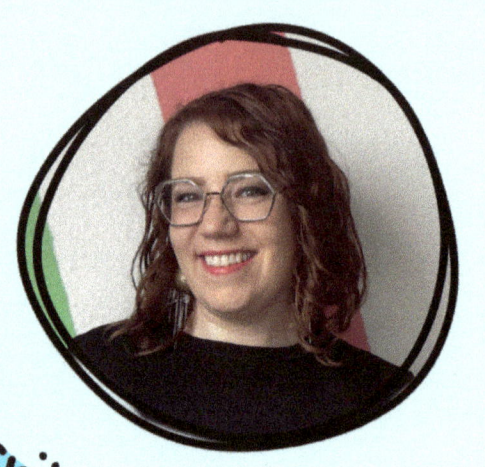

Hola, mi nombre es Sara, y también tenía cáncer.

Escribí este libro porque me gusta dibujar y ayudar

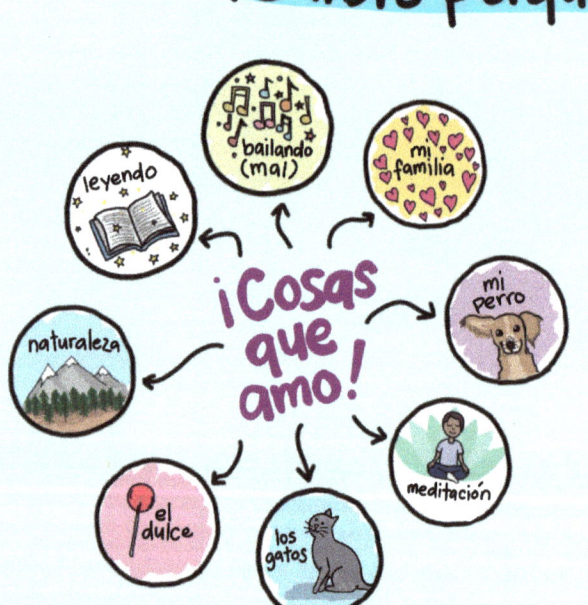

¡Cosas que amo!

leyendo

bailando (mal)

mi familia

naturaleza

mi perro

el dulce

los gatos

meditación

(Durante un tiempo no tuve cabello. Creo que mi cabeza tiene una forma encantadora.)

Vivo con mi hija, mi pareja, y nuestros gatos y perros. ¡me gustaría tener una cabra y llamarla Coliflor!

?!

Hago todos mis dibujos en un iPad con un lápiz de Apple.

UNTANGLE BOOKS

Publicado por Untangle Books
untanglebooks.com
ISBN: 979-8-9851984-9-2

Descargo de responsabilidad médica:
Este libro no pretende sustituir los consejos de los médicos. El lector debe consultar regularmente a un médico en asuntos relacionados con su salud y particularmente con respecto a cualquier síntoma que pueda requerir diagnóstico o atención médica.

Gracias por la traducción, Andrea Vasquez y Victoria Freile.

¿Quieres contarme algo?
¡Evíame una carta!

Sara Olsher
13203 SE 172ND Ave
Suite 166, #1121
Happy Valley, Oregon
97086